Clinical Tooth Preparation
VISUAL 支台歯形成
－臼歯部編－

序

誰もができるようになる　安全な形成のために

　臼歯部は、形成が難しい部であり、前歯部に比べ歯冠長も短い。歯軸方向、軸面形態、咬合面形態が歯種により異なり、また軸面豊隆、咬合面形態も複雑なため、支台歯形成は前歯部に比べてより複雑になり、技術的に難しいと考えてよい。そのため支台歯形成にあたっては、面基準を十分に把握した上での支台歯形成が必要となる。

　本書では、臼歯部に見られる面のすべての基準を明らかにしたつもりである。すべての面基準を把握することで、ただ漫然と形成するのではなく、なぜその部を形成しているのかという理由が意識されるようになる。理論的な面基準の知識があって初めて、安全で機能的、審美的なクラウンを装着することができるようになる。1㎝に満たない立方体のような歯に多くの面を造るため、形成にあたっては滑らかな面となだらかなフィニッシュラインを作る努力をすることが必要である。形成面を多方向から観察し、面の基準にもとづきチェックし、装着するクラウン形態をイメージしてほしい。こうすることで確実に支台歯形成は上達すると考える。

２０１８年１１月

西川義昌

本書で示す「形成基準」の臨床での使い方

面基準を知っていれば、どのような歯でも正確に削れる・修正できる

支台歯形成の基本は歯質の均等な削除であるが、それには2つの方向からのアプローチが考えられる。

①外側からのアプローチ

1つめは、理想的なクラウン外形から必要な材料厚みを削除して得られる外側からのアプローチである。

②内側からのアプローチ

2つめは、面の基準を頼りにした内側からのアプローチである。臨床では外側からの基準が喪失している場合が多い。したがって面基準を知り、それにのっとって形態を付与していく方が臨床的にはより有効であると考える。

面基準をいったん理解し、クラウンのマテリアル別の厚みさえ把握できれば支台歯形成を同じ基準で行える。また、面基準を理解し、自分の行った形成の1つひとつの面を観察することで、いつでも基準に戻って確かめることができ、途中で疑問点が生じても自分で解決することが可能となる。

本書で述べているのは平均値での形成面の基準である。例えば長軸方向が平均値から外れているような個々の状況にどう対応するかは、診断の領域に入る問題だが、そういう時にも、基準からどのくらい外れているかがわかると、他の条件と照らし合わせて診断し、最良の解決策が導きだされると確信する。

本書にある形成の順序だては面基準が理解しやすいよう便宜的に並べたもので、この順序でなければならないという制約はない。症例に応じてその順序は変更していただければと思う。

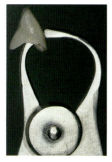

▲外側からのアプローチの例。プロビジョナルクラウンを使って削除量を測定する。

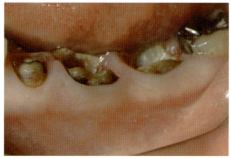

▲内側からのアプローチの例。クラウン脱離で来院。歯冠が崩壊していたため、プロビジョナルクラウンを作製し治療に入る。面基準にのっとり、支台歯形成が進んでいく。

Chapter 1 歯の解剖学と支台歯形成の基本
まずは「歯」を知る

1. 歯の長軸方向解剖図 …………………………………………………………… 8
2. 歯の平均的なサイズ …………………………………………………………… 10
3. 歯の形態（スリープレーンコンセプト・Three Plane Concept）………… 12
4. 支台歯形成の基本 ……………………………………………………………… 14
  ① -a 歯の長軸（頬舌的傾斜）に平行に形成 ………………………………… 15
  ① -b 歯の外形に相似に形成 …………………………………………………… 16
   VISUAL・SUMMARY　3面形成の基本 ………………………………… 17

Clinical Tooth Preparation
【VISUAL 支台歯形成】
- 臼歯部編 -
CONTENTS

Chapter 2 理論編
基準にのっとって削る

- 著者推奨：形成に使うバー …… 20
- バーのあて方 …… 22
- **1. 頬側・舌側軸面は3面形成　下顎6番の例から** …… 24
  - ①-a 第1面：長軸方向にあてる …… 25
    - **COLUMN 1** 「噛む」主体は5番、6番 …… 26
    - **VISUAL・SUMMARY** 上顎4番、5番、6番の第1面 …… 28
    - **VISUAL・SUMMARY** 下顎4番、5番の第1面 …… 29
  - ②第2面：第①面から20°の角度差であてる …… 30
    - **VISUAL・SUMMARY** 上顎4番、5番、6番の第2面 …… 32
    - **VISUAL・SUMMARY** 下顎4番、5番の第2面 …… 33
    - **COLUMN 2** ガイディング・グルーブを入れて均等な削除 …… 34
    - **COLUMN 3** 軸面形成とレジンコアについて・4面4隅角 …… 35
    - **COLUMN 4** 下顎4番の舌面形成について …… 36
  - ③-a 第3面：第3面：咬頭頂の位置で決定する …… 38
  - ③-b 丸みをつけた形成を …… 39
  - ③-c 咬頭頂間距離は6mmに …… 40
    - **VISUAL・SUMMARY** 第3面の臨床例から …… 42
    - 第3面の重要性　誤った例　正しい例 …… 44
    - 軸面の形成に狂いが生じると　誤った例　正しい例 …… 46
  - ④隣接面：1面形成 …… 48
  - ⑤-a 咬合面：十分な削除量をとる …… 50
  - ⑤-b 咬合面：2面形成＋窪み形成 …… 52
  - ⑤-c 咬合面：頬側からの形成 …… 54
    - **VISUAL・SUMMARY** 咬合面形成の臨床 …… 58
  - ⑥ラインアングル：すべてのラインアングルは丸める …… 60
- **2. フィニッシュライン部の形成** …… 66
  - ①フィニッシュライン部の形成（頬舌面） …… 67
  - ②フィニッシュライン部の形成（隣接面） …… 68
  - ③フィニッシュライン部の位置設定 …… 69
- **3. 臼歯部特有の形成** …… 70
  - ①隣接面リテンショングルーブ …… 70
- **4. 削除量の最終チェック** …… 73

Chapter 3 実践編
面基準の臨床活用

- 本書の形成基準の活用例から …… 76

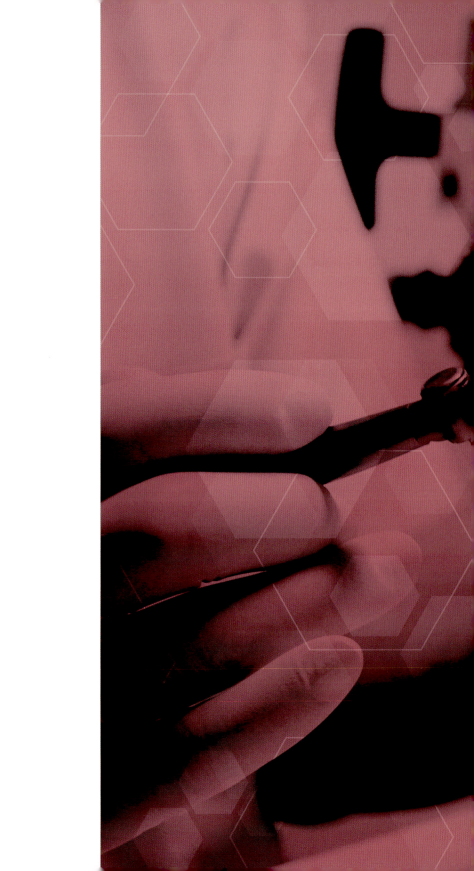

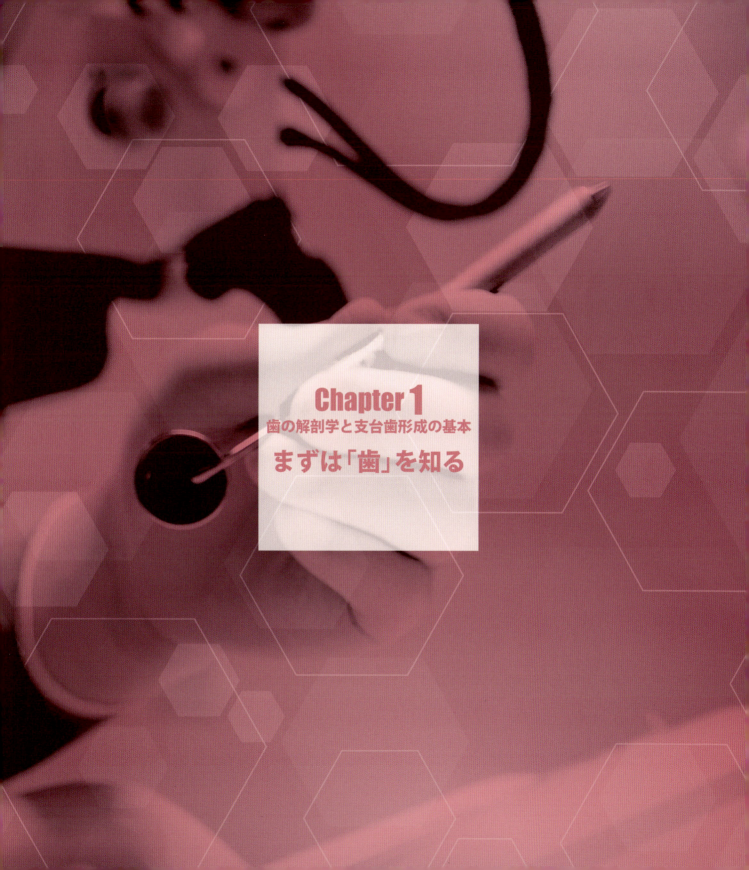

Chapter 1
歯の解剖学と支台歯形成の基本
まずは「歯」を知る

Chapter 1　歯の解剖学と支台歯形成の基本　まずは「歯」を知る

1. 歯の長軸方向解剖図

　すべての歯は、頬舌側・近遠心に傾斜している（図1〜3）。頬舌的に見ると上顎のほとんどの歯は外側に傾斜し、下顎においては第一小臼歯までは外側に傾斜するが、第二小臼歯以降は内側に傾斜する。支台歯形成では、主に頬舌的傾斜に着目する。

　歯冠を見ると歯は真っ直ぐ生えているように見える。だが、これは歯根方向と歯冠中央部の面に角度差があるためにそのように見えるだけで、実際、歯は頬舌・近遠心に傾斜している。

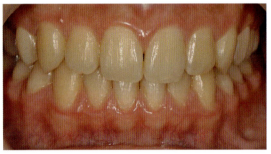
図1a

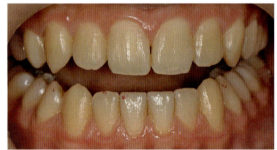
図1b

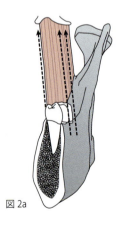
図2a

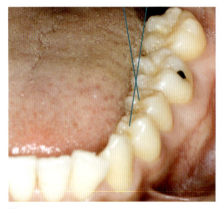
図2b

図2a、b　Dawson PEは、下顎5番以降、歯が内側傾斜するのは内側翼突筋により牽引されるため述べている（Dawson PE 2007）。図2-bを観察すると、下顎4番は外側に約10°傾斜し、下顎5番は内側に10°傾斜している。

すべての歯は、頬舌側、近遠心に傾斜している

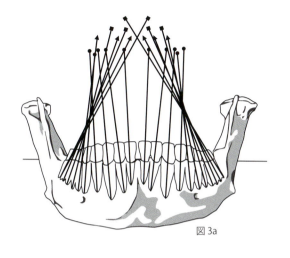
図3a

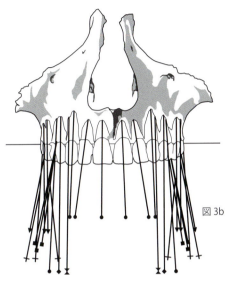
図3b

（Dempster WT et.al、1963 より改変）。

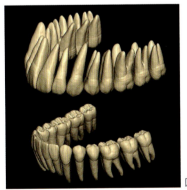
図4

歯種	1	2	3	4	5	6	7
上顎	30°	30°	20°	10°（頬側根）	10°	15°（舌側根）	10°（舌側根）
下顎	20°	20°	15°	10°	-10°	-15°（近心根）	-20°（近心根）

表1 歯の頬舌的傾斜角度

(- は内側傾斜)

2. 歯の平均的なサイズ

　臼歯部の歯冠長、近遠心幅径、頬舌径等の平均的な長さを知ることは支台歯形成においてとても有効である。平均的な形成歯冠長の確認、それによる抵抗形態の考慮もでき、平均値から外れた時にその原因を考え対処することができる。また平均値を知ることはプロビジョナルクラウンを作る上でもとても貴重な情報となる。

　上下の6番を例にとる。

　表の値をさらに四捨五入すると上顎6番の頬舌径は12㎜、近遠心径は11㎜となる。

　対して下顎6番は頬舌幅径11㎜、近遠心幅径が12㎜となる。

　上顎の頬側溝は、中央溝を二分して直交しており、舌側溝は遠心小窩付近から約60°で斜走する。

　下顎の舌側溝は、中央溝を二分して直交しており、頬側遠心溝は中央溝から約60°で斜走する。

　咬頭頂間距離は、小臼歯も大臼歯も約6㎜となる。

臼歯部のサイズ

上顎	部位＼歯種	4	5	6	7
	CEJ-咬合面	8.5	7.5	7	7
	近遠心幅径	7.5	7	10.5	10
	頬舌幅径	6.5	9	11.5	11.5

表2a

下顎	部位＼歯種	4	5	6	7
	CEJ-咬合面	8.5	7.5	7.5	7
	近遠心幅径	7.5	7.5	11.5	11
	頬舌幅径	8	8.5	11	10.5

表2b (mm)

前歯部の歯冠長、近遠心幅径、頰舌径等の平均的長さを知ることはとても重要

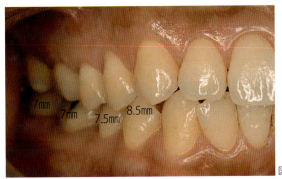

図5a

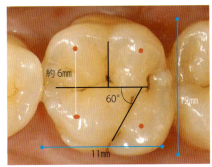 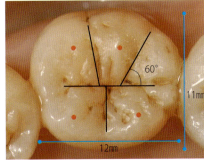

図5b

歯のサイズ

表3a

	歯種	1	2	3	4		5		6		7	
					頰側	舌側	頰側	舌側	頰側	舌側	頰側	舌側
上顎	歯冠長	11.5	10	11	8.5	7	7.5	6.5	7	7	7	6.5
	近遠心径	8.5	7	8	7.5		7		10.5		10	
	頰舌径	7	6.5	8	9.5		9		11.5		11.5	

表3b

	歯種	1	2	3	4		5		6		7	
下顎	歯冠長	9	9.5	10.5	8	5.5	7.5	6	7.5	6.5	7	6
	近遠心径	5.5	6	7	7		7.5		11.5		11	
	頰舌径	6	6	8	8		8.5		11		10.5	

(mm)

3. 歯の形態（スリープレーンコンセプト・Three Plane Concept）

　スリープレーンコンセプトとは、すべての歯冠形態はどの面も 3 つの面によって構成されている（**図 6**）というもので、初めは Three Plane Method と呼ばれ、クラウン作製時における造形の指標として桑田が提唱したものである（桑田正博、1977）。頬舌側面のスリープレーンは、頬舌側軸面の CEJ から歯頸部最大豊隆部までの歯頸基準面、中央部の比較的フラットで大きな面の中央基準面、そして歯の歯冠側 1/3 付近から咬頭頂にかけて内側に傾斜する咬頭基準面からなる（**図 6、7a**）。

　支台歯形成においてはこのうち、中央基準面、咬頭基準面のコンセプトが適用される（**図 7b**）。

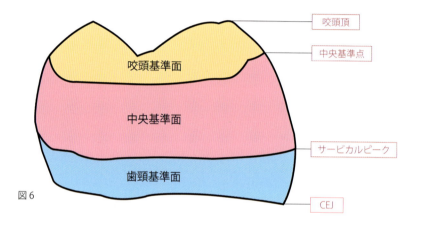

図 6

My Note

すべての歯冠形態は、どの面も3つの面によって構成されている

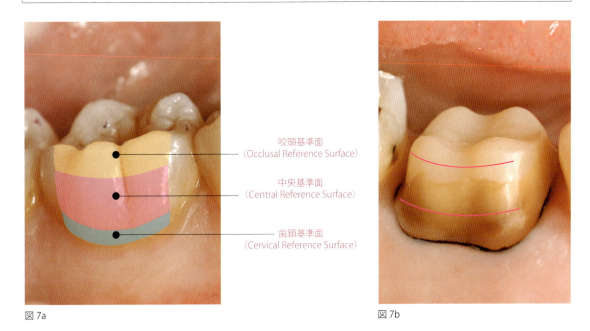

- 咬頭基準面（Occlusal Reference Surface）
- 中央基準面（Central Reference Surface）
- 歯頸基準面（Cervical Reference Surface）

図 7a

図 7b

• • • Further Knowledge • • •
中央基準点について

　中央基準面から切端（咬頭）基準面に向かって内側傾斜するラインアングル部を中央基準点と呼ぶ。中央基準点は歯冠側約1/3にあり、歯種によって差はあるものの、切端、咬合面に向かって内側傾斜を始める位置は、かなり明確に確認することができるはずである。

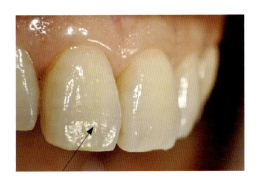

上顎1番に見える中央基準点

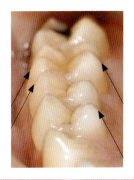

上顎臼歯部に見える中央基準点

4. 支台歯形成の基本

　支台歯形成の基本は、①歯の長軸(頬舌的傾斜)に平行に形成すること(**図 8a**)、②歯の外形に相似に形成(均等な削除)するということである。

　図 8b のように、歯の長軸（頬舌的傾斜）に平行に形成を行うと、支台歯の均等な削除が可能となり審美的、力学的に安全なクラウンの形態回復が可能となる。また長軸に真っ直ぐにかかる咬合力を、歯根部の最大面積の歯周靭帯で受け止め、最大の抵抗性を発揮する。これにより歯周組織を健康に保ち、歯の移動防止、クラウン脱離の防止、セラミックの破折防止、2次カリエスの予防等にもつながる。

　図 8c のように、歯の長軸から外れた形成をしてしまうと、クラウンの咬合面幅径は大きくなり、その結果、咬合力の負担荷重が起こる。また正しい咬合面形態の回復ができないため、対合歯との嵌合状態に不調和が生じ、側方からの咬合干渉も起こりやすくなる。

　こうしてより強大になった咬合力と側方力によって、歯周靭帯は最大限の抵抗性を発揮できなくなる。結果として、骨欠損や歯肉の退縮など歯周組織に問題が起きたり、歯の移動、クラウン脱離、セラミックの破折、顎機能への悪影響、2次カリエス等を引き起こす可能性が強くなる。

My Note

①-a 歯の長軸（頬舌的傾斜）に平行に形成

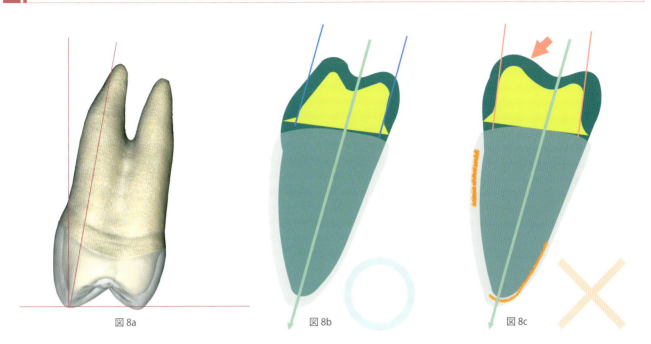

図 8a

図 8b

図 8c

Chapter 1 歯の解剖学と支台歯形成の基本 まずは「歯」を知る

①-b 歯の外形に相似に形成

歯の外形に相似に形成することで、均等な削除が行え、理想的なクラウン外形の回復に最小限の削除ですますことができる。

回復すべき歯の外形に相似に形成するため、既述したスリープレーンコンセプトの中央基準面、咬頭基準面を、支台歯形成において適用する。歯頸基準面の部分は、歯の長軸方向に形成を行う。

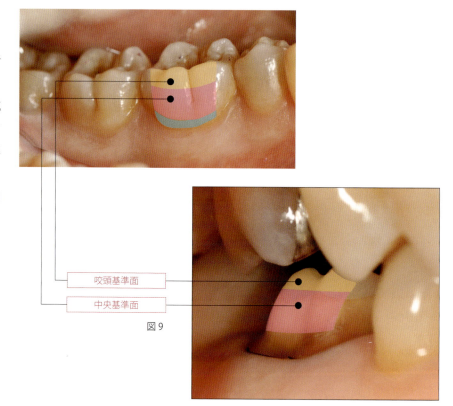

図9

VISUAL SUMMARY　3面形成の基本

歯の頬側・舌側軸面は、3面形成が基本となる

第3面は咬頭頂の位置を決定してから形成する。

第2面は長軸からの角度差で形成する。

第1面は長軸方向に形成。

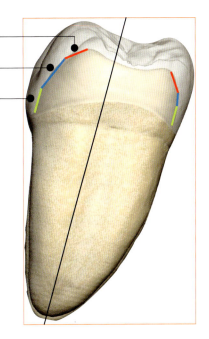

第1面	長軸方向	長軸方向に形成
第2面	中央基準面	長軸からの角度差で形成
第3面	咬頭基準面	咬頭頂の位置を決定し形成

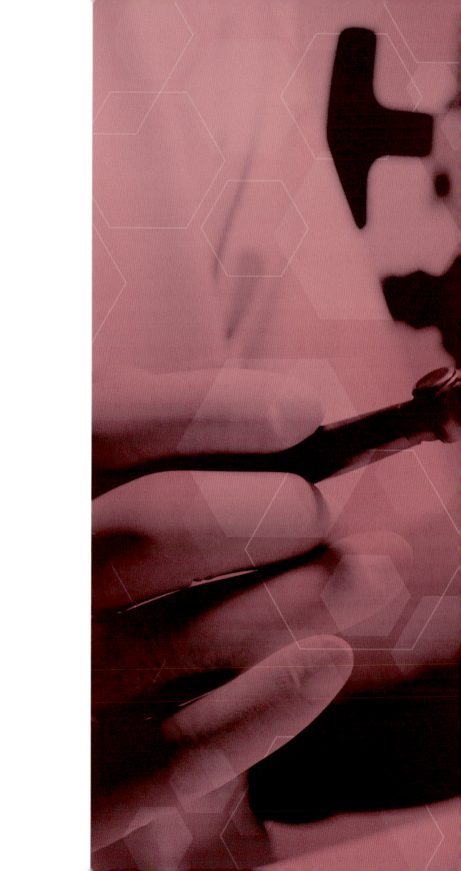

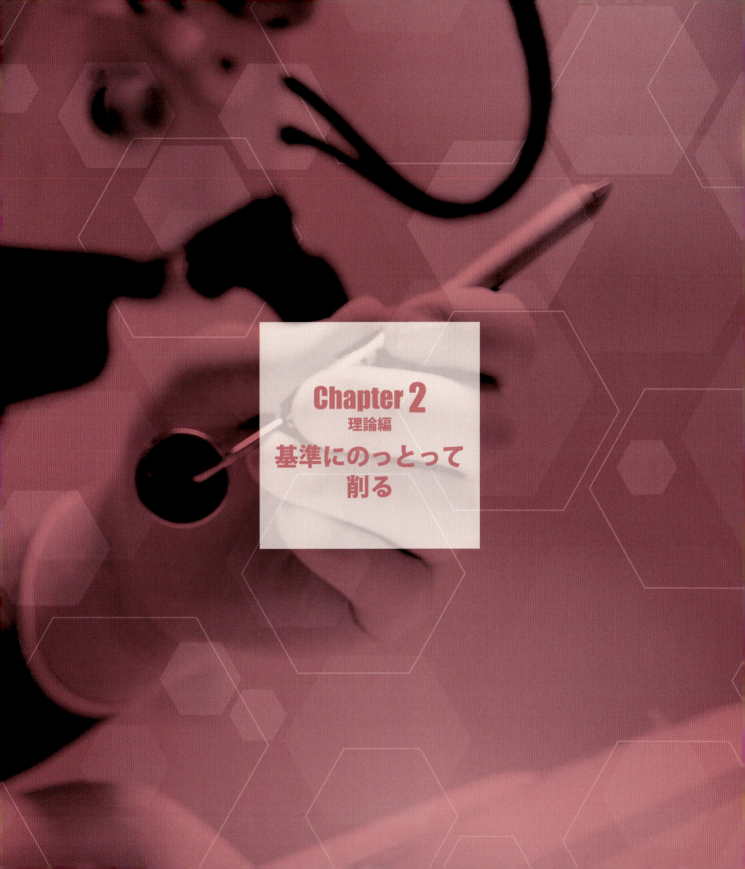

Chapter 2
理論編

基準にのっとって削る

著者推奨：形成に使うバー

　基本のバー形態は、この 14 本があればほとんどの形成が可能となる。

　内訳は、軸面を形成するラウンドエンドテーパーバーが 8 本で、同型のファインバー 2 本とフィニッシュライン形成用のバーが含まれる。

　咬合面削除バーとしてペアータイプが 2 本、前歯舌面用としてフットボールタイプが 1 本、隣接面グルーブ用のフラットエンドテーパーバー、咬合面イスムス用のコーナーズラウンドテーパーバー、咬合調整用の極小のフットボールタイプがそれぞれ 1 本となっている。

　様々なメーカーにより微妙な形態の差があり、術者の使いやすさ、形態の好み、審美性の必要性などで選択すればよいと考える。

My Note

nmg tooth prep burs 日向和田精密	nmg #1c	nmg #2f	nmg #4	nmg #5c	nmg #6f	nmg #8	nmg #9	nmg #9L	nmg #10	nmg #11f	nmg #12	nmg #13f	nmg #14	nmg #15f
茂久田	00900		298C 012	00904		00517	00408	00595	00787	00884	00963	00783	00898	00512
松風	103R	F103R	101R	106RD	F106RD	1103R	364R	265R	145	F201	202CR	F319	102R	101CR
	ラウンドエンドテーパー（楕円）	ラウンドエンドテーパー（楕円）	ラウンドエンドテーパー（細）	ラウンドエンドテーパー（半円）	ラウンドエンドテーパー（半円）	ラウンドエンドテーパー（楕円）	ペアー	ペアー	フットボール	フラットエンドテーパー	コーナーズラウンドテーパー	フットボール	ラウンドエンドテーパー（楕円）	ラウンドエンドテーパー（半円）
用途	軸面	軸面	軸面	軸面	軸面	軸面	咬合面	咬合面	舌面	隣接面グループ	咬合面イスムス	咬合調整	軸面	軸面 フィニッシュライン

表4

My Note

Chapter 2　理論編　基準にのっとって削る

バーのあて方

バーはセンターを超えない範囲で使用することで、形成時に手ブレを起こしても波状のフィニッシュライン形成を避けることができる(図10)。

図10a はセンターを超えて使った例。形成時の手ブレがそのまま波状のフィニッシュラインにつながる。

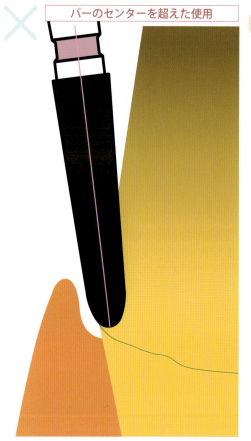

図10a　波状のフィニッシュラインとなってしまう。

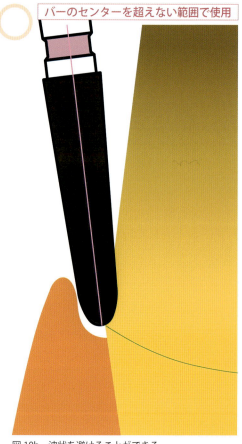

図10b　波状を避けることができる。

バーはセンターを超えない範囲で使用する

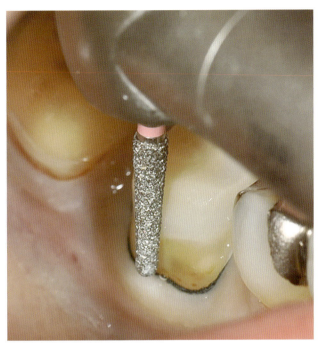
図11

Chapter 2　理論編　基準にのっとって削る

1. 頬側・舌側軸面は3面形成　下顎6番の例から

　下顎5番以降の歯は頬舌的に内側に傾斜している。上下の5番、6番の頬舌的傾斜はそれぞれ10°、15°で、長軸方向は上下で同一直線上になり、上下に加わる咬合力に対し互いが最大限の安定した抵抗力を示すと考える。

	4番	5番	6番	7番
上顎	10°	10°	15°	10°
下顎	10°	-10°	-15°	-20°

表5　臼歯部の頬舌的傾斜角度

My Note

①-a 第1面：長軸方向にあてる

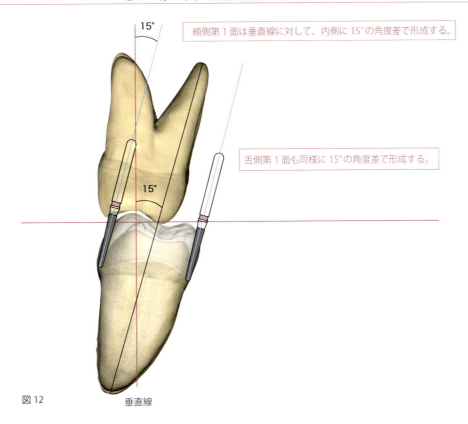

頬側第1面は垂直線に対して、内側に15°の角度差で形成する。

舌側第1面も同様に15°の角度差で形成する。

図12

COLUMN1

「噛む」主体は5番、6番

　下顎5番以降の歯は頰舌的に内側に傾斜している。
　上下の5番、6番はそれぞれ長軸方向が10°、15°で同一直線上になり上下に加わる咬合力に対しお互いが最大限の安定した抵抗力を示すと考え、「噛む」主体の歯は5番、6番であると推察する。

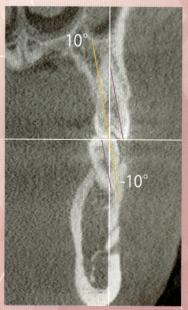

上下5番の長軸方向は10°、-10°である。

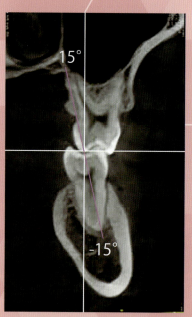

上下6番の長軸方向は15°、-15°である。

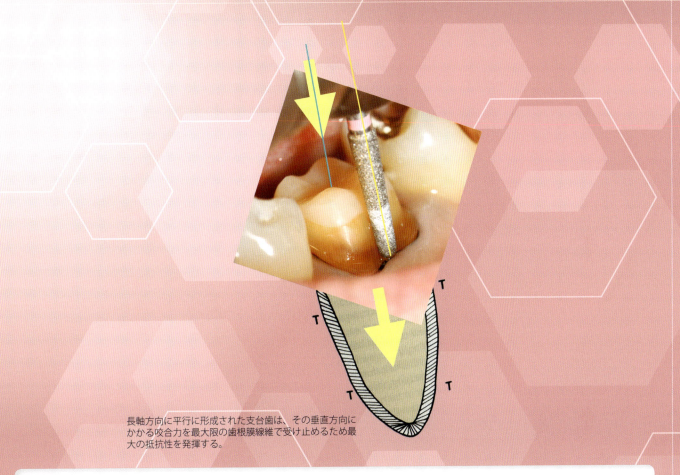

長軸方向に平行に形成された支台歯は、その垂直方向にかかる咬合力を最大限の歯根膜線維で受け止めるため最大の抵抗性を発揮する。

My Note

Chapter 2　理論編　基準にのっとって削る

VISUAL SUMMARY　上顎4番、5番、6番の第1面

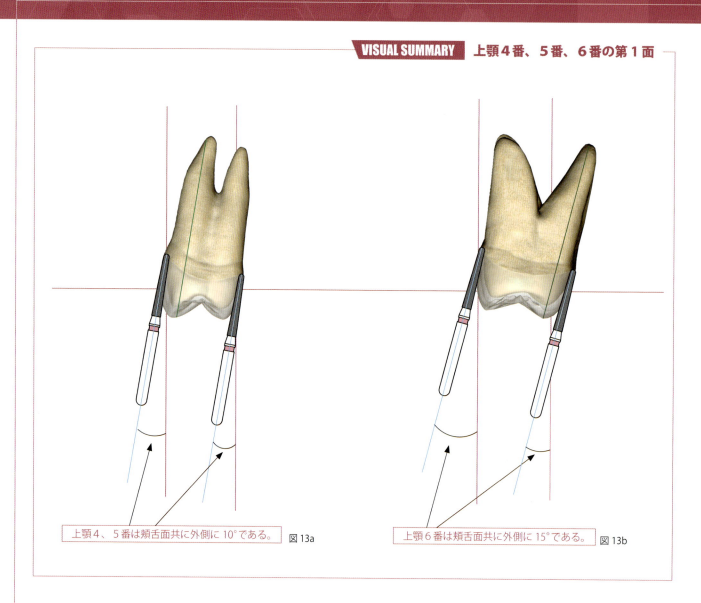

上顎4、5番は頬舌面共に外側に10°である。　図13a

上顎6番は頬舌面共に外側に15°である。　図13b

VISUAL SUMMARY 下顎4番、5番の第1面

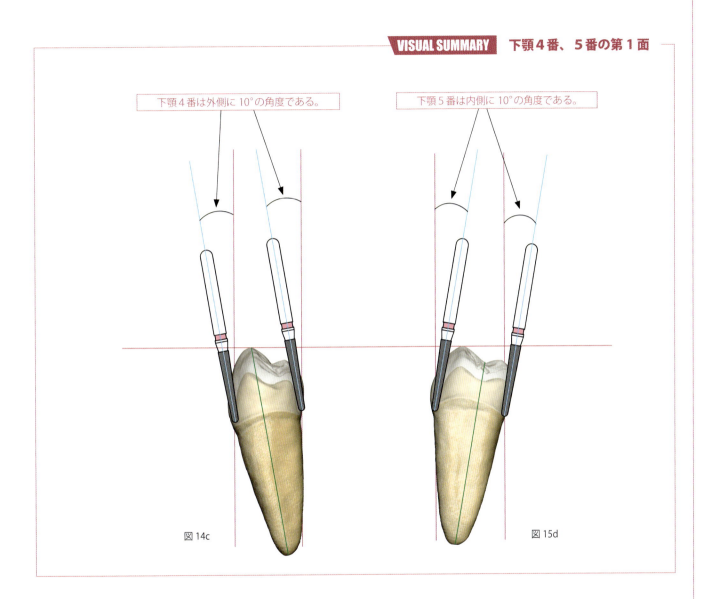

図14c 図15d

Chapter 2　理論編　基準にのっとって削る

② 第2面：第1面から20°の角度差であてる

　下顎6番、7番の第2面は、頰舌面共に第1面から20°の角度差である。
　上顎6番、7番の第2面は、頰舌面共に第1面から15°の角度差である。
　上顎4番、5番の第2面は、頰側は15°の角度差、舌側は0°で第1面と平行になり、同一面になる。
　下顎5番の舌側第2面は第1面と平行になり、第2面は第1面と同一面になる。
　下顎4番の舌側は歯冠長が短いこともあり、第2面と第1面は同一面とする。すなわち、上下小臼歯の舌側は第1面と第2面は同一の面となる。

第2面（第1面からの角度差

		4番	5番	6番	7番
上顎	頰側	15°	15°	15°	15°
	舌側	0°	0°	15°	15°
下顎	頰側	25°	25°	20°	20°
	舌側	15°	0°	20°	20°

表6

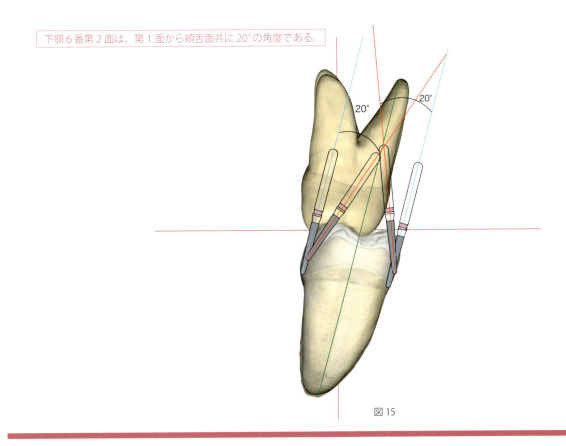

図15

Chapter 2　理論編　基準にのっとって削る

VISUAL SUMMARY　上顎4、5番、6番の第2面

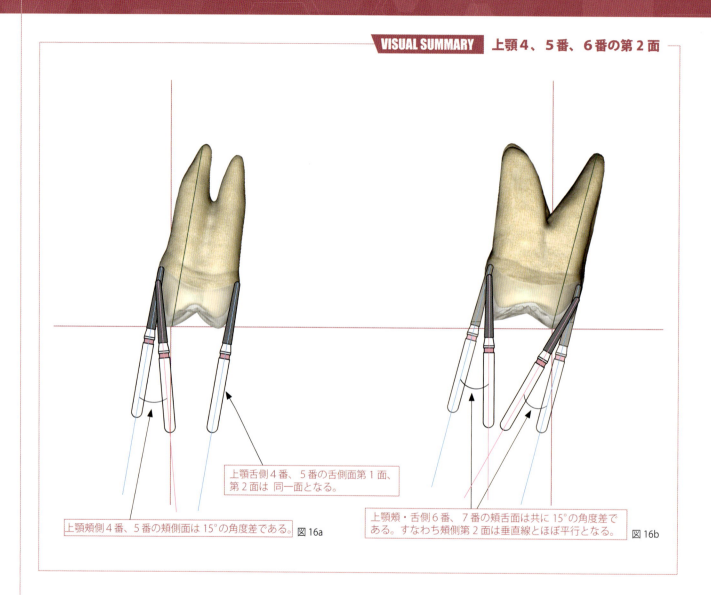

上顎舌側4番、5番の舌側面第1面、第2面は同一面となる。

上顎頬側4番、5番の頬側面は15°の角度差である。　図16a

上顎頬・舌側6番、7番の頬舌面は共に15°の角度差である。すなわち頬側第2面は垂直線とほぼ平行となる。　図16b

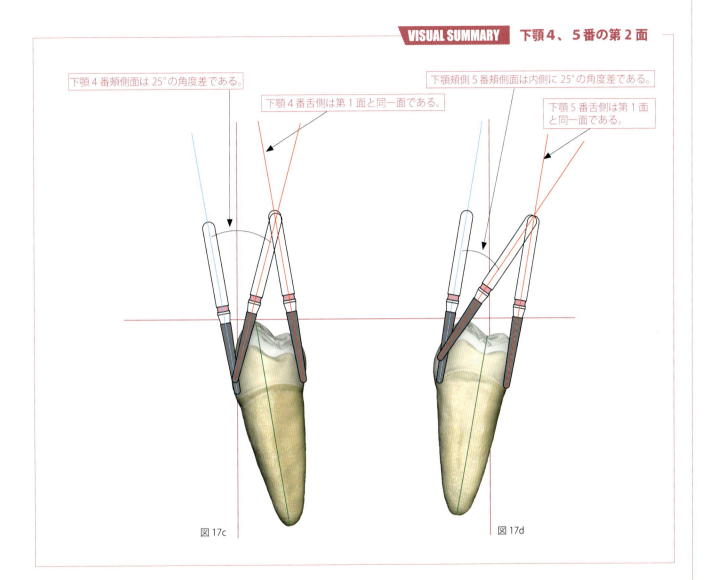

COLUMN2
模型でトレーニング ガイディング・グルーブを入れて均等な削除

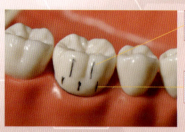

第1面から20°の角度差で第2面のライニング

長軸に平行な第1面のライニング

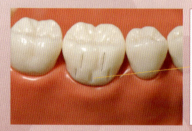

太めのラウンドエンドテーパーバーの直径1/3の深さにガイディンググルーブを入れる。
グルーブの底部に鉛筆でライニングをし、その後、ガイディンググルーブ部の削除を行う。

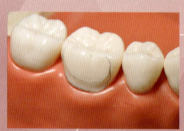

削除後、支台歯形成は自動的に均等な削除になっていることをシリコンパテなどをあてて確認する。

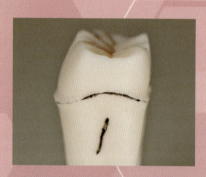

nmg #1c   nmg #2f
ラウンドエンドテーパーバー（先端楕円形　太）。

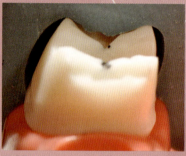

形成後、シリコンコアで頬舌軸面の削除量、方向などをチェックする。

COLUMN 3

軸面形成とレジンコアについて

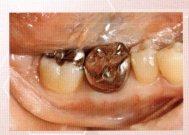
下顎6番の再治療。

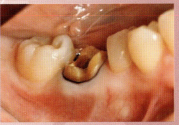
根管治療終了後、直接法レジンコア処置に入る。最小のデンティンフェルールはあるものの、歯冠部歯質は大きく崩壊している。この時、歯の長軸方向を認識していればレジンコアの築造方向に迷うことはない。

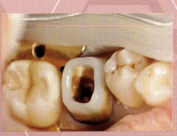
フロアブルレジン等で長軸方向に隔壁を築造し、中にコアレジンを充填する。

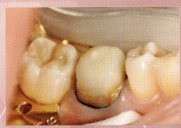
レジン築造後の状態。支台歯形態がイメージできるような築造がされている。

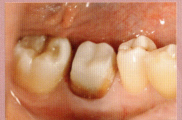
わずかな量の支台歯形成で築造後の支台歯形成を終了する。形成に要する時間も最短ですむ。

4面4隅角

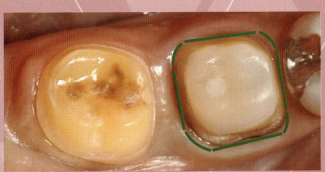

軸面の支台歯形成には頬舌面と両隣接面、そして4つの隅角部がある。軸面の支台歯形成において最も基本的かつ重要なことは、この4つの面と4つの隅角部を意識することである。そして今形成している場所がどこであるかがわかれば、次にそれが第1面なのか第2面、第3面なのかを考えれば、支台歯形成において迷うことはかなり解消される。また軸面は咬合面に向かって収束するが (TOC)、咬合面から観察すると、フィニッシュライン部とオクルーザルラインアングル部の形態は、ほぼ相似形となる。ただ、隅角部でやや強めの削除を行うため若干絞り込んだ形成となる。

COLUMN4
下顎4番の舌面形成について

　既述したように、小臼歯の舌面は3面形成ではなく、2面形成となる。上顎小臼歯と下顎5番は中央軸面と長軸方向の角度差が0°のためである。下顎4番は舌側歯冠長が5.5mmと短く、臨床歯冠長を4.5mmとして咬合面削除量を1.5mmとすると支台歯形成された歯冠長は3mmと短くなること、また長軸方向が外側に10°傾斜しているため、第1面形成の中に第2面が包含されると判断したことにより第1面と第2面を同一面とした。その他の下顎4番の舌面形成の注意点を以下にあげる。

注意点❶

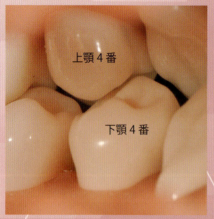 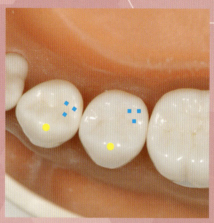

下顎4番は天然歯においては嵌合しないが、クラウンでは治療形態として上顎4番と嵌合させる症例が多くなる。そのため舌面形態は天然歯の形態を逸脱したものになりがちであるが、作業側偏心位において干渉を起こさない形成が必要となる。

注意点❷

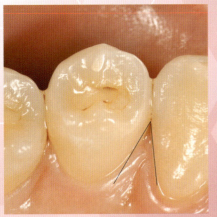
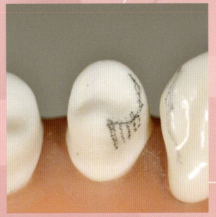

下顎4番舌側咬頭の近心部分は3番と接しているため、犬歯舌面形態との違和感のない舌感を考慮した形成が必要となる。そのためには咬頭頂から近心辺縁部にかけての削除をやや多くすること、この部の軸面形成においてTOCをやや多めにして、舌側エンブレジャーを犬歯舌面と調和させることが望まれる。

注意点❸

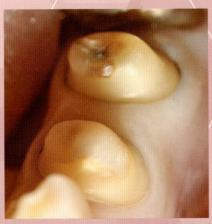
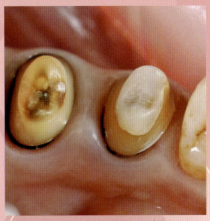

下顎小臼歯CAD/CAMクラウン症例。4番と5番の長軸方向の違い、4番舌面近心部の形成の特徴などが観察できる。

③-a　第3面：咬頭頂の位置で決定する

第3面は、臨床においては、咬合面形成を先に行なうことが多いが、ここでは第3面の記述を先に行なう。
第3面は、機能側咬頭頂の位置を決定するところからスタートする

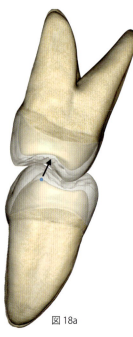

図18a

①支台歯の機能側咬頭が、対合歯の中心窩に向かう位置に咬頭頂を設定

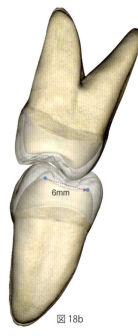

図18b

②非機能側咬頭は、機能側咬頭から約6mmの位置に設定

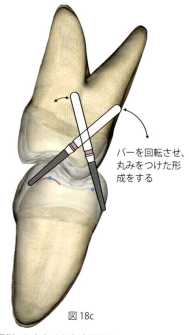

バーを回転させ、丸みをつけた形成をする

図18c

③歯冠側1/3あたりから咬頭頂に向かって丸みをつけた形成をする

③-b 丸みをつけた形成を

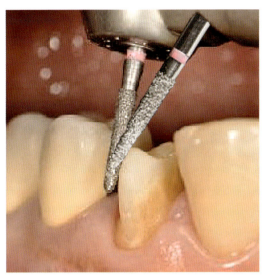

バーを回転させ、丸みをつけた形成をする。　図 19d

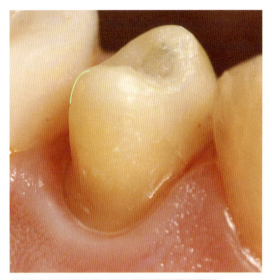

第 3 面は上図のように丸みがついた形成となる。　図 19e

③-c 咬頭頂間距離は 6mm に

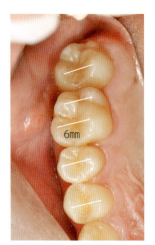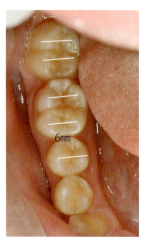

図 20a 臼歯部の咬頭頂間距離は約 6mm となる。

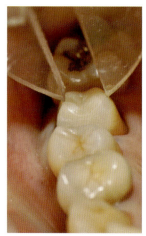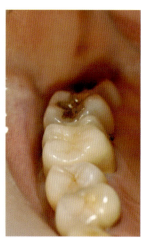

図 20b 咬頭頂間距離を 6mm に設定することで、適切な咬合面幅径を持ったクラウンが作製できる。

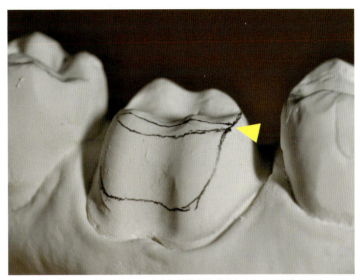

図21 軸面第2面、第3面はこのように隅角部を超えたあたりで収束させる。これによって維持抵抗形態が低下するのを防止する。

Chapter 2　理論編　基準にのっとって削る

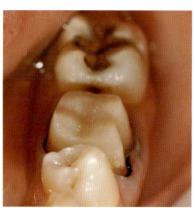

①直接法レジンコア終了後。
第1面、第2面と咬合面のラフな形成は完了している。

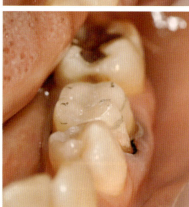

②対合歯の中心窩に向かう位置と、そこから6mm離れた位置に鉛筆でマーキングを行う。軸面歯冠側1/3にもマークしてある。

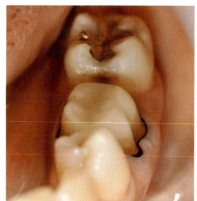

③第3面にあたる部分を丸く形成する。

VISUAL SUMMARY 第3面の臨床例から

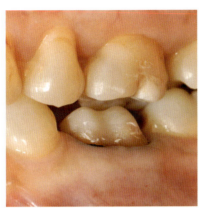

④対合歯の中心窩に咬頭頂が向かっていることを確認する。

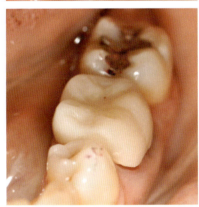

⑤プロビジョナルクラウンをリカンタリングしたところ。隣在歯と咬頭頂の位置、咬頭頂間距離の調和がとれていることが確認される。

Chapter 2 理論編　基準にのっとって削る

頬側第3面の重要性

誤った例

図22aの6は頬舌径が広くなっており、強い咬合力がこの歯にかかっていると推測できる。咬合面形態も隆線がなくフラットなため、さらに強い咬合力が懸念される。

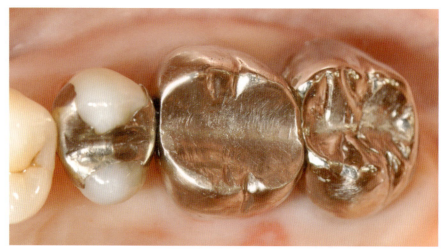

図22a

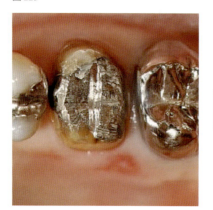

図22b　クラウンを外すと軸面第3面の形成がされていないため、頬舌径が長い支台歯形態となっている。また、咬合面削除も浅いため、隆線のないフラットなクラウンになったと推察される。

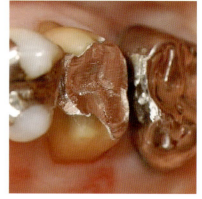

図22c　短時間のラフな形成で咬合面と軸面第3面の修正を行い、プロビジョナルクラウンを作製する。舌側面形成が内側に入ったことが確認できる。

正しい例

　軸面第3面の形成が確認できる。適正なオーバーバイト、オーバージェットが確保され、適正な咬合面幅径を持つクラウンが作製できると思われる。

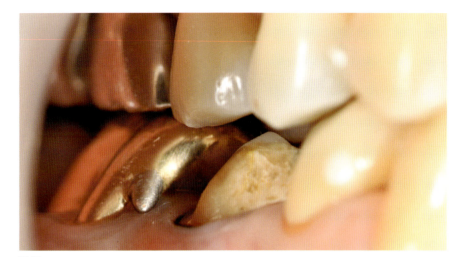

図23

軸面の形成に狂いが生じると

誤った例

図 24a のクラウンは上顎大臼歯部の軸面形成に問題があったため、咬合面幅径の大きなクラウンが作られたと考える。クラウンの舌側面は舌側へ過豊隆し、咬頭頂間距離が大きくなっている。クラウンはその下部形態である支台歯形成の影響を強く受ける。

舌側の過豊隆は、支台歯の長軸方向が舌側に立ちすぎたためと推測される。クラウンの頬側面は下顎のクラウン豊隆に無理にあわせたため（図 25 と同症例）、頬側に過豊隆となり、結果として咬合面幅径が大きくなっている。

図 24b の天然の歯の形態と比較されたい。

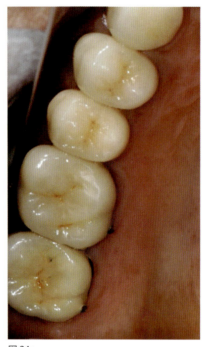

図 24a

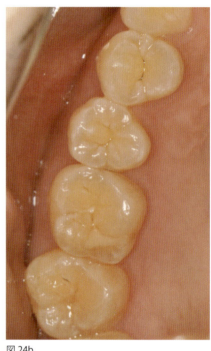

図 24b

誤った例

図25aのクラウンは下顎大臼歯部の軸面形成に問題があったため、咬合面幅径の大きなクラウンが作られたと考える。頬側面は頬側へ過豊隆し、舌側面は形態の整合性を得るために頬側方向に作製されている。クラウンはその下部形態である支台歯形成の影響を強く受ける。

頬側の過豊隆は、支台歯の長軸方向が頬側に立ちすぎたためと推測される。6̄|には歯根破折が生じている。

図25bの天然の歯の形態と比較されたい。

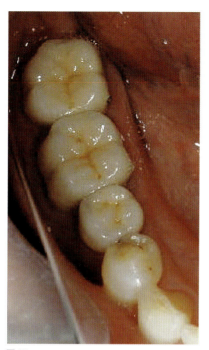
図25a

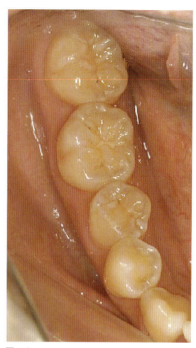
図25b

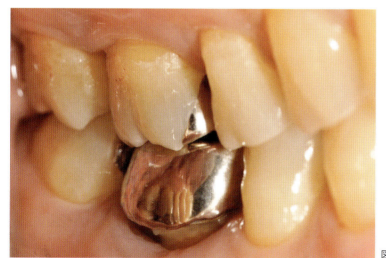
図26

クラウンが頬側に過豊隆しているため、対合歯との十分なオーバージェット量が確保できず、作業側偏心位時に咬合干渉を起こしている。プラークコントロールの良い患者だが、この6番にのみカリエスが生じている。

Chapter 2　理論編　基準にのっとって削る

④隣接面：1面形成

　隣接面形成は長軸と平行な1面形成とする。長軸方向と頬舌軸面、隣接面は平行となり、向かいあう4つの平行な面で、脱離に対する最大の維持抵抗力を発揮する。

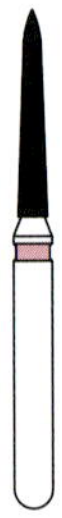

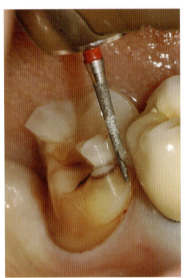

図28　nmg #4
Mary Dia
ラウンドエンド
テーパーバー（細）。

図27　隣接面形成はこのように薄皮を一枚残すように形成し、隣在歯隣接面を傷つけないようにする。使用バーは、Horico298C012（茂久田）。

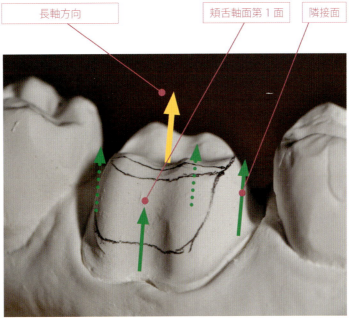

図29 臼歯部隣接面は1面形成となる。長軸に平行な隣接面形成を行い、頬舌軸面第1面との平行性により、最大限の維持抵抗形態を得る。

Chapter 2　理論編　基準にのっとって削る

⑤-a 咬合面：十分な削除量をとる

　咬合面削除の1番の注意点は、十分な削除量をとることである。
　咬合面は歯髄から最も離れており、少しの量であれば相似を逸脱した削除を行っても、露髄の危険性が少ない。また、十分な削除量により、十分な厚みと自然な形態を持ったクラウン作製が容易になり、経年的な前方歯群での咬耗により臼歯部に干渉が始まった際にも、咬合調整で十分に対応できると考える。

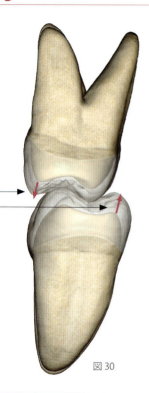

非機能側咬頭側においては、対向関係がないため十分な削除があると勘違いし、削除が少なくなる傾向がある。そのためできあがったクラウンは作業側偏心位での咬頭干渉を起こしやすい。

図30

十分な削除量がないと

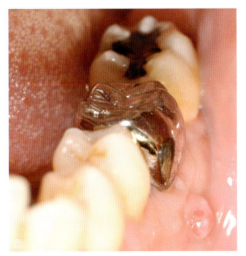
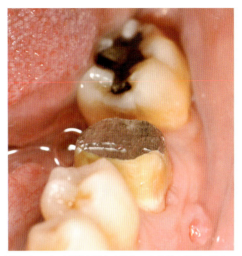

図30a 頬側にフィステルを認めたために、治療を行った症例。クラウン形態を観察すると、中心溝の位置、深さ、舌側咬頭の位置、高さ、頬側咬頭の位置、そして軸面形態が周囲の歯と調和していない。クラウンを除去すると咬合面の削除量が不十分で、頬側咬頭の位置、軸面の削除に不調和があることがわかる。

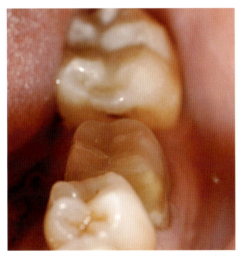
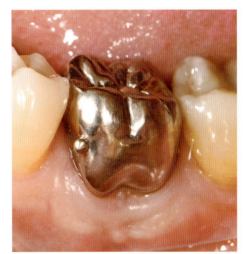

図30b 周囲と調和のとれた十分な深さを持った咬合面削除を行う。セット後4年経過したクラウン。咬合面の深さ、咬頭の位置、高さなどが周囲と調和がとれているため、干渉は起きていない。

Chapter 2　理論編　基準にのっとって削る

⑤-b　咬合面：2面形成＋窪み形成

咬合面は、隆線に相似な2面形成＋中心窩における窪み形成を行う。使用バーは、ペアータイプを選択する

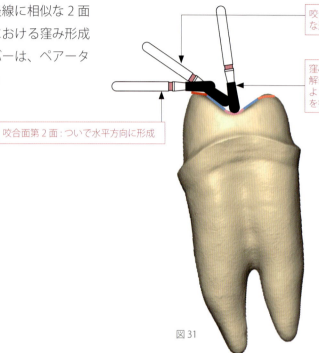

咬合面第1面：隆線に相似な形成をはじめに行う

窪み形成：中心窩において、解剖学的な形態を逸脱するようにやや深めの窪み形成を行う

咬合面第2面：ついで水平方向に形成

図31

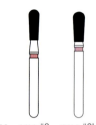

図33　nmg #9 Mary Dia　nmg #9L Mary Dia　ペアータイプバー。

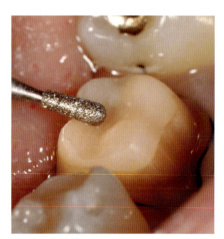

図32a　咬合面第1面。

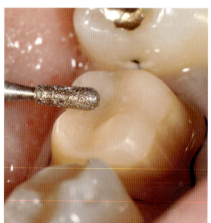

図32b　咬合面第2面。

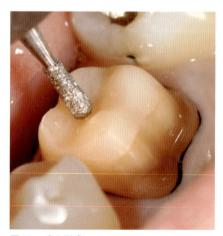

図32c　窪み形成。

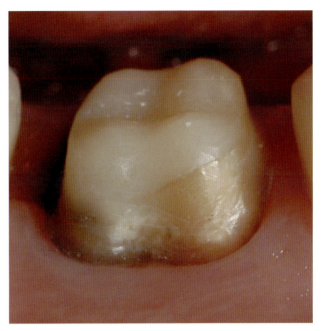

図 34　窪み形成によって中心窩が十分に削除され、安定した咬合面接触点の回復が容易になる。

Chapter 2　理論編　基準にのっとって削る

⑤-c 咬合面：頬側からの形成

　外形に相似に均等な削除をすることが形成の基本であるため、頬側からの形成もフラットにせず、咬頭から溝、辺縁隆線に向かい斜面になるようにする。

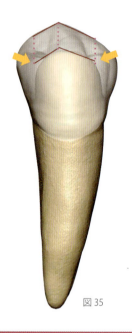

図35

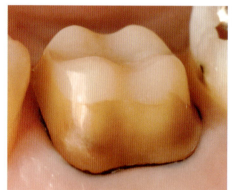

咬頭から頬側溝、辺縁隆線への斜面形成をしっかりと確認できる。

辺縁隆線部での削除が十分あるため、その部のスピルウェイ形態の回復ができ食片圧入を防止する。

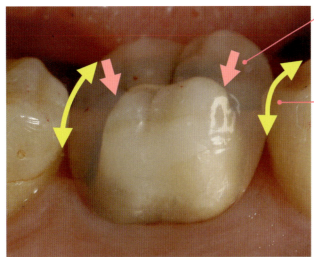

隣在歯と比較して辺縁隆線部において十分な垂直的削除が確保されている。

こうすることでクラウンにスピルウェイ（遁路）形態が回復され、線維性の食品も歯間部に押し込まれず、頬舌方向に逸出する。これによって食庁圧入が防止される。

図36

Chapter 2　理論編　基準にのっとって削る

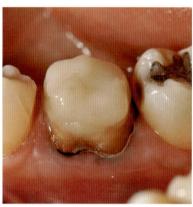

①口腔内でレジンコア処置を行う。

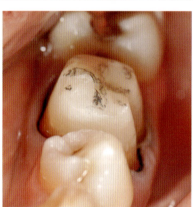

②鉛筆で隣在歯、対合歯等を確認しながら、中心窩、頬側溝、舌側溝咬頭頂を印記しておく。

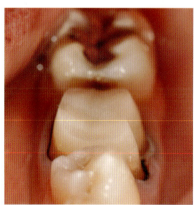

③印記したラインに従い、隆線に相似な咬合面第1面形成を行う。下顎6番の場合、展開角は約30°である。

VISUAL SUMMARY 咬合面形成の臨床

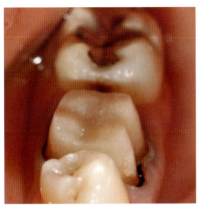

④さらに水平方向に咬合面第2面形成、中心窩に深めの窪み形成を行う。

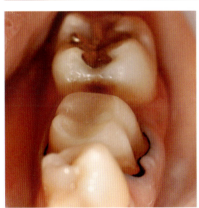

⑤軸面第3面の形成を行う。
既述のように形成には、丸みをつける。

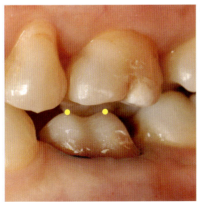

⑥咬頭頂が対合歯の窩に向かうように咬合面側と、軸面側から慎重に形成を行う。

Chapter 2　理論編　基準にのっとって削る

咬頭頂の位置は軸面側からと咬合面側からの形成で決定する

軸面第3面の形成を行うと、咬頭頂は内側に向かう。

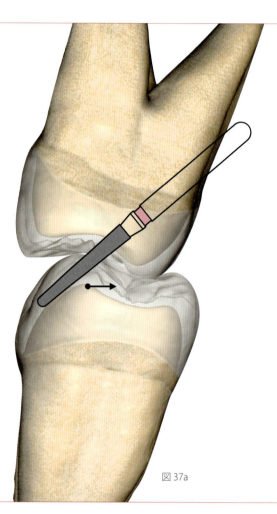

図37a

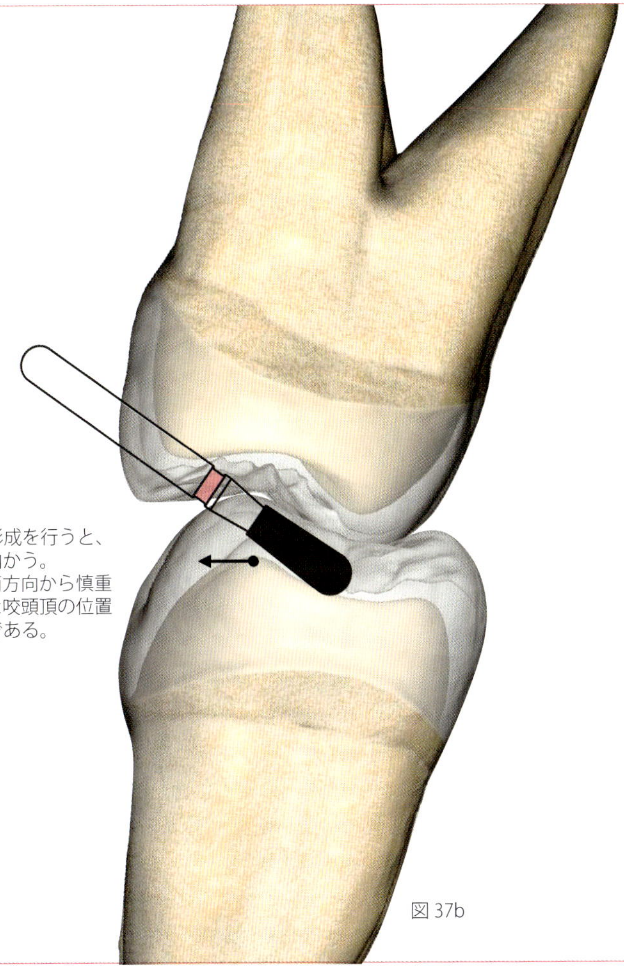

VISUAL SUMMARY　咬合面形成の臨床

咬合面第2面の形成を行うと、咬頭頂は外側に向かう。軸面、咬合面の両方向から慎重に形成し、適切な咬頭頂の位置を決定するべきである。

図37b

Chapter 2　理論編　基準にのっとって削る

⑥ ラインアングル：すべてのラインアングルは丸める

　面と面が出会うところをラインアングルと言い、支台歯形成においてすべてのラインアングルは丸める。様々なラインアングルが存在するが、ここではオクルーザルラインアングル、トランジショナルラインアングルとインターナルラインアングルについて述べる。

オクルーザル（インサイザル）ラインアングル ＋ トランジショナルラインアングル ＋ インターナルラインアングル

ラインアングルの種類はこの3つ

　インターナル・ラインアングルとはフィニッシュライン部と軸面との間にできる内側性のラインアングルのことで、オクルーザルラインアングルとは咬合面と軸面との間にできるラインアングルのことで、トランジショナルラインアングルとは、支台歯の頬舌軸面と両隣接面との間にできるラインアングルのことである。

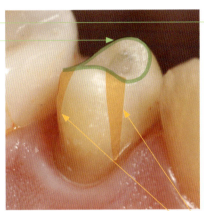 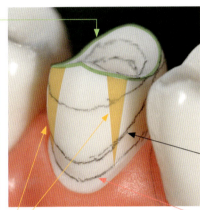

オクルーザルラインアングル

トランジショナルラインアングル（隅角部）

インターナルラインアングル

印象材に石膏を注ぐ操作からクラウン生製までの工程では技工操作の精度を高め、オールセラミッククラウンでは咬合圧による応力集中を避けるためにすべてのラインアングルは丸める。

ラインアングルとは面と面がなす角のことである。軸面第1面と第2面がなす部分等も角を丸めるようにする。

図38

Chapter 2　理論編　基準にのっとって削る

インターナルラインアングル

　ショルダー形成とは、形成されていない歯面とフィニッシュライン部がほぼ90°の角度を持つことである。フィニッシュライン部と軸面の間にできる内側性のインターナルラインアングルは丸めておく。

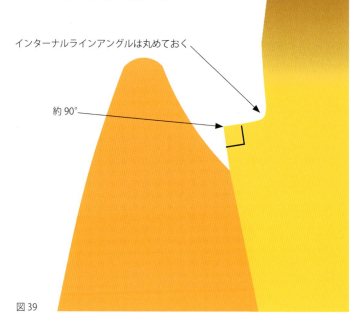

図39

トランジショナルラインアングル（隅角部）の丸め方

　支台歯の頬舌軸面と両隣接面がなす角をトランジショナル・ラインアングルという。トランジショナルラインアングルは角を残しつつ図40bのように扇型の範囲で丸める形成をする。削除範囲が伸びすぎて角がなくなると維持抵抗形態が低下するため注意が必要である。

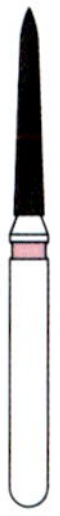

図41　nmg #4 Mary Dia ラウンドエンドテーパーバー（細）。

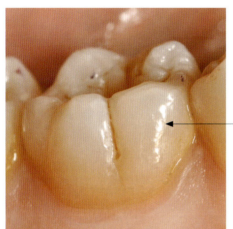

天然歯を観察すると、隅角部では歯は張っておらずエンブレジャーは十分に開いている。支台歯形成においては隅角部の削除が少なくなる傾向があり、クラウン作製時にこの部がオーバーカントゥアとなりやすい。

図40a

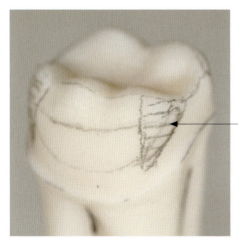

トランジショナルラインアングル部のわずかな扇型の範囲でこの部を丸く形成する。ラインアングルは丸めるが角は残すことで、抵抗形態を保持しつつ、審美的で維持力を低下させない適切なクラウン形態が回復できる。
トランジショナルラインアングル部には細いラウンドエンドテーパーバー等を使用する。

図40b

Chapter 2　理論編　基準にのっとって削る

オクルーザルラインアングルの丸め方

軸面第3面は既述したように、丸めた形成をしているため、咬頭頂部のオクルーザルラインアングルのみを丸めればよいことになる。黒丸は半径0.4mmであり、先端を丸めるだけで0.8mmミリングバー仕様のCAD/CAMクラウン作製時に十分に対応できる。

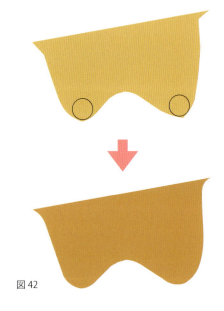

図42

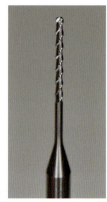

図43

CAD/CAMクラウンの形成は、マテリアルが変化するだけで、基本的な形成の基準は他とまったく変わらない。すなわち、CAD/CAMクラウンに必要な削除量の確保と、従来の形成の面基準の遵守が必須となる。その中にラインアングルは丸める、面は滑らかにする、フィニッシュラインはなだらかで遊離エナメル質を作らない等が含まれる。唯一特徴的なのはクラウン作製にミリングバーを使うため、その径を考慮しなければならないことである。現在では半径0.4mmよりも細い径のミリングバーが出てきている。ここでは現時点で最も一般的に使用されていると思われる、0.4mmのミリングバーを例にとって説明してある。ジルコニアを使用する場合、焼成時に収縮を起こすため、咬頭頂のラウンドエンド形態は約半径0.3mmでよい。レジンブロックを削り出す時は半径0.4mm必要である。

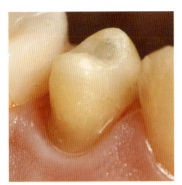

図44 CAD/CAMレジンクラウンの症例。オクルーザルラインアングルは丸められ、ミリングバーに対応している。また応力の集中がないためクラウンの破折に対しても有効と考える。

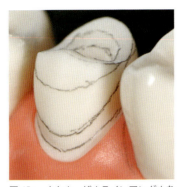

図45a オクルーザルラインアングルを丸めるやり方は色々あるが、シリコンポイントを低速・注水下で丸める方法が最も簡単である。ラインアングルを丸める作業は支台歯形成時のみならず、初診時にクラウンが脱離し、カリエスで歯質が崩壊し、波状や鋭縁になっている歯にプロビジョナルを作る時にも、角を丸めることでプロビジョナルの適合精度は高くなる。そのため特殊な器具を用いることなく、簡便にラインアングルを丸めることのできるシリコンポイントの使用が臨床的であると考える。

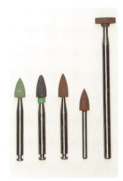

図45b #53、#28 シリコンポイント（松風）ジフィーポリッシャーズ（ウルトラデント）など。

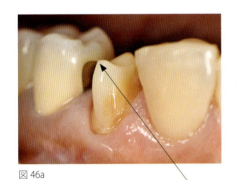

図46a

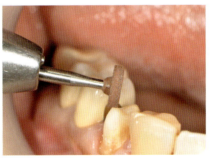

図46b

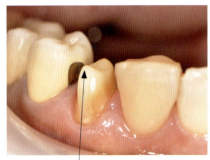

図46c

オクルーザルラインアングルの角が残っている。

この部をシリコンポイントで丸める。

Chapter 2　理論編　基準にのっとって削る

2. フィニッシュライン部の形成

　PFM、PFZ、PFAの頬舌面で必要最小限のフィニッシュライン部の形成深さ（形成幅）は、先端径0.8mmのラウンドエンドテーパーバーを長軸に平行に、直径分削除することで得られる。審美性への対応によりこの量は変化する。フィニッシュライン形成に使用するバーの形態は、術者の使いやすさ、好み、審美性の考慮等により変わるが、ラウンドエンド、もしくはコーナーラウンドのテーパーバーから選択する。

図49　nmg 15f Mary Dia

ラウンドエンドテーパー（半円）。

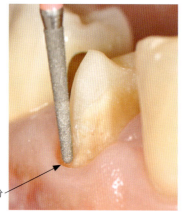 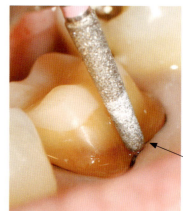

先端径が0.8mmのバー分の削除を行っている。

図48a　図48b

先端径が0.8mmを超えるバーを使用時は適宜、幅を調整する。また、患者の審美の欲求によっても変更されるべきである。

My Note

① フィニッシュライン部の形成（頬舌面）

フィニッシュラインから1mmの場所で約1mmの材料厚みが確保でき（三角構造理論、桑田正博、1977、1982）、さらにポーセレンサポーティングエリア(ブルーの部分)を設けるために、先端径0.8mmのラウンドエンドテーパーバーを使う。

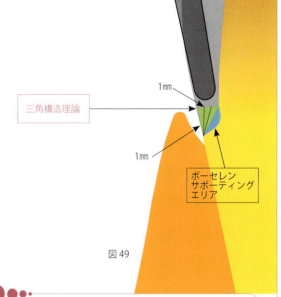

図49

Further Knowledge

三角構造理論とポーセレンサポーティングエリア

　三角構造理論とは、フィニッシュラインより1mmの位置でのPFM、PFA、PFZに必要なポーセレン複数材料の最小厚みを考察し、0.75~1.2mm必要であるとしたものである。

　ポーセレンサポーティングエリアとは咬合力などによる応力に対して、圧縮圧として平面で受けとめ、ポーセレン破折の抵抗形態とするものである。支台歯形成においては、フィニッシュライン部においてさらに削除を行い（図50のブルーの部分）平面で咬合力を受けとめる形態のことである。

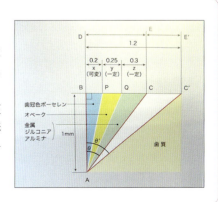

Chapter 2　理論編　基準にのっとって削る

②フィニッシュライン部の形成（隣接面）

臼歯部隣接面部のフィニッシュラインの最小形成深さ（幅）は、頬舌側の最小削除量よりも少ない 0.6mm 程度でよいと思われる。この部を多く削除すると支台歯の構造力学的な脆弱化を招き、歯冠長も短くなりやすい。

臼歯部 PFM,PFA,PFZ において必要な隣接面の削除量は 1.5~2 mm である。先端径 0.8mm、元径 1.3mm、ダイア長 9mm のラウンドエンドテーパーバーを TOC16°で使用し、さらに隣接面部の一般的な豊隆度合いを考慮するとフィニッシュライン部から 4mm 離れたところでで削除量は 1.5mm を超え 2mm 近くになると考えられる。臨床において臼歯部で TOC16°は達成しづらいため、これらを考慮すると臼歯部隣接面部での必要最小削除量 1.5mm を確保するフィニッシュライン部削除量は、0.8mm より少ない 0.6mm 程度でよいと思われる。

図 51

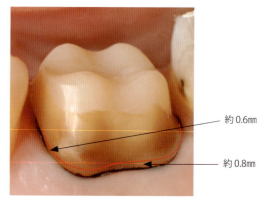

臼歯部 PFM、PFA、PFZ に必要な削除量は、頬舌側 0.8mm、隣接面 0.6mm 程度である。

③フィニッシュライン部の位置設定

歯肉縁下に設定した時のフィニッシュラインは、生物学的幅径を侵襲しない、プローブで測定された歯肉溝底より上方で、歯肉圧排後に印象作業が可能な位置に、ジンジバルスキャロップの形態に沿って設定される。通常は歯肉縁下0.5~1mmに設定される。

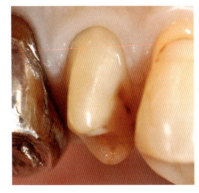

近心部、頬側部では歯肉縁下0.5mmに形成されている。フィニッシュラインのつながりの外的指標としては、健康な歯肉のスキャロップ形態に沿う形成をめざす。

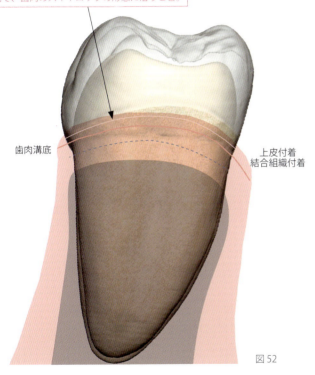

フィニッシュラインの位置は縁下0.5~1mm以内で、歯肉のスキャロップの形態に沿うこと。

歯肉溝底　　上皮付着 結合組織付着

図52

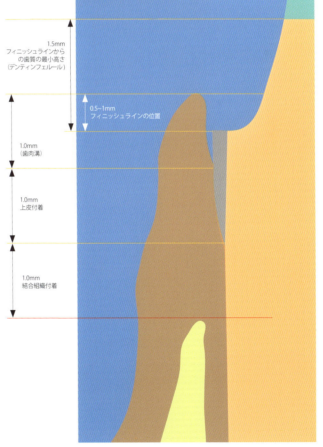

1.5mm フィニッシュラインからの歯質の最小高さ（デンティンフェルール）

0.5~1mm フィニッシュラインの位置

1.0mm （歯肉溝）

1.0mm 上皮付着

1.0mm 結合組織付着

Chapter 2　理論編　基準にのっとって削る

3. 臼歯部特有の形成

① 隣接面リテンショングルーブ

　大臼歯部において歯冠長が 4mm、前歯、小臼歯において 3mm を下回ると、補助的な維持抵抗形態として隣接面リテンショングルーブ、もしくはボックス形態を付与する必要があると言われている。

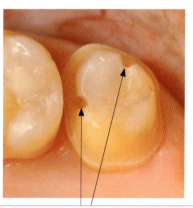

隣接面リテンショングルーブは臼歯部において側方からの脱離力に対する抵抗形態となる。頬舌側のグルーブは側方力への抵抗形態としては劣り、隣接面グルーブに追加されることでレール効果の役割が発揮される。下顎ブリッジの支台歯となる大臼歯部は、抵抗形態が劣るため常に隣接面グルーブを入れる方がよいとされている。

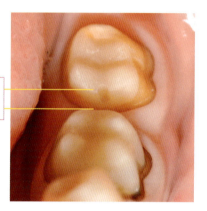

＜4mm 以下になったら隣接面グルーブを入れる。

図 54　nmg11f
Mary Dia
フラットエンドテーパーバー。

フラットエンドテーパーバーを使用。
隣接面に設定する。
長軸方向に形成する。
歯質の最も太い部分に向かう。
最低限 1/2 の深さに形成。
エナメル質内に設定しない。

最低限 1/2 の深さに形成する。これにより向かいあう 2 つの平行な面ができ、維持力を発揮する。

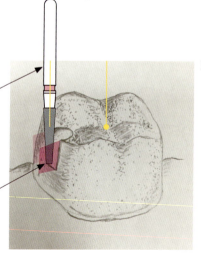

図 53

隣接面リテンショングルーブは支台歯の隣接面に、歯の太い部分に向かって長軸方向に、最低限 1/2 の深さに形成する。使用するバーは、フラットエンドテーパーバーが望ましい。

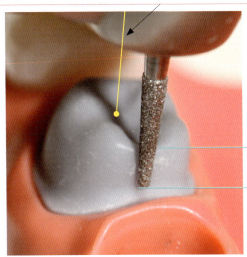

＜ 4mm 以下になったら隣接面リテンショングルーブを入れる。

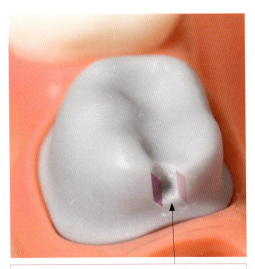

最低限 1/2 の深さに形成することにより、向かいあう2つの平行な面ができ、維持力を発揮する

図 55

Chapter 2　理論編　基準にのっとって削る

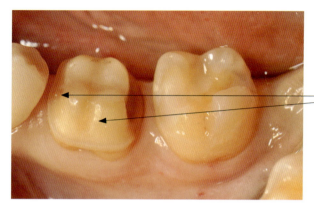

オンレー形成となり、隣接面で形成長が4mmを下回ったため、隣接面と頬側に隣接面リテンショングルーブを付与。

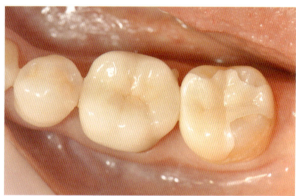

PFZとフルジルコニアオンレーがセットされた。

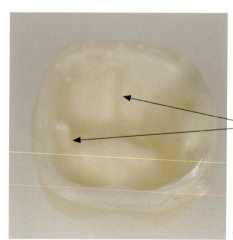

PFZの内面を観察するとジルコニアコーピングに隣接面グルーブが対応している。

（技工担当：崎田竜仁氏　鹿児島ミリングセンター）　図56

Chapter 2 理論編 基準にのっとって削る

5. 削除量の最終チェック

プロビジョナルレストレーションから作られたシリコンコアで削除量のチェックをし、外側からの削除量を測定し、選択されたマテリアルの均等な削除をめざす。表を参考に必要な削除量の多寡のチェックを行う。

	頬側	舌側	隣接面	咬合面
PFM	1.2~1.5mm	1.2~1.5mm	1.5~2.0mm	1.5~2.5mm
PFA	1.2~1.5mm	1.2~1.5mm	1.5~2.0mm	1.5~2.5mm
PFZ	1.2~1.5mm	1.2~1.5mm	1.5~2.0mm	1.5~2.5mm
ゴールドクラウン フルジルコニアクラウン	0.6~1.2mm	0.6~1.2mm	1.0~1.5mm	1.2~1.5mm

表8 臼歯の削除量

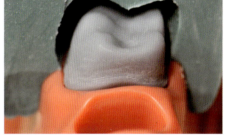

図57

		頬側	舌側	隣接面	咬合面、切縁部
前歯	PFM	1.2~1.5mm	1.0~1.4mm 0.4~0.7mm (舌面メタル)	1.2~2.0mm	2.0~2.5mm
	PFA	1.2~1.5mm	1.0~1.4mm	1.2~2.0mm	2.5~3.0mm
	PFZ	1.2~1.5mm	1.0~1.4mm 0.5~0.7mm (舌面ジルコニア)	1.2~2.0mm	2.5~3.0mm
	PLV	0.6~1.0mm	—	0.8~1.0mm	0.8~1.2mm
	レジン前装冠	1.2~1.5mm	0.4~0.7mm	1.2~2.0mm	2.0~2.5mm
臼歯	PFM	1.2~1.5mm	1.2~1.5mm	1.5~2.0mm	1.5~2.5mm
	PFA	1.2~1.5mm	1.2~1.5mm	1.5~2.0mm	1.5~2.5mm
	PFZ	1.2~1.5mm	1.2~1.5mm	1.5~2.0mm	1.5~2.5mm
	ゴールドクラウン フルジルコニアクラウン	0.6~1.2mm	0.6~1.2mm	1.0~1.5mm	1.2~1.5mm

表9 歯の削除量

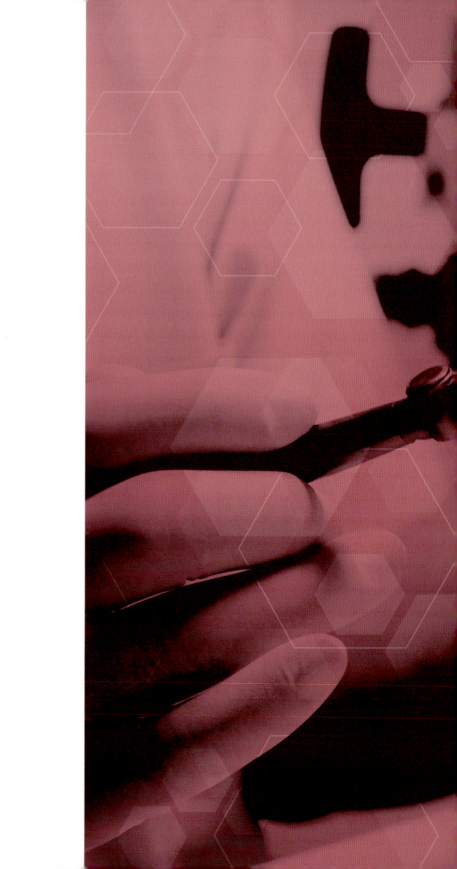

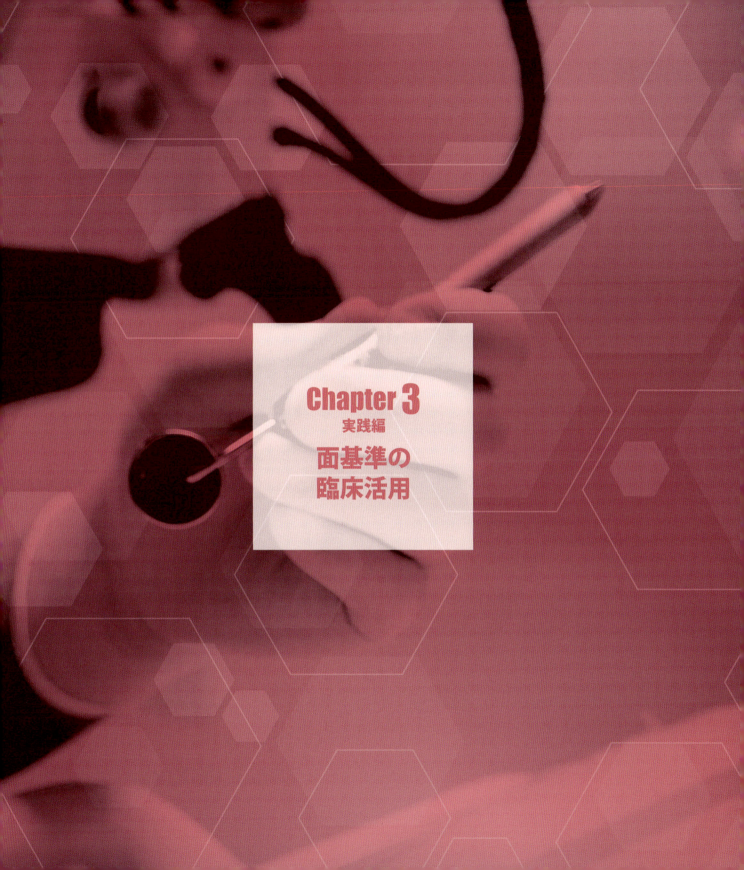

Chapter 3
実践編
面基準の臨床活用

Chapter 3 実践編　面基準の臨床活用

本書の形成基準の活用例から

現状

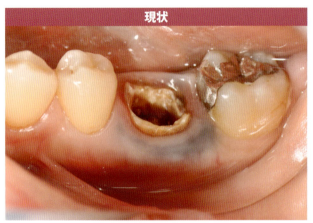

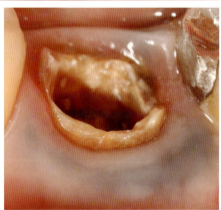

6の遠心部のカリエスと不適合なクラウンのため再治療を行う。クラウンとメタルコアを除去した状態。フィニッシュラインを探ると歯肉縁下深くに設定されており、生物学的幅径を侵襲していると判断する。歯肉縁から離れたところにタトゥーが見られる。鋭縁な歯質をシリコンポイントで丸めてプロビジョナルクラウンを作製し、治療に入る。

- 長軸方向の確認
- フィニッシュライン位置の設定
- ラインアングルは丸める

レジンコア処置と形成

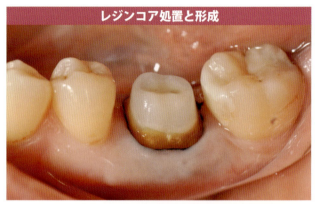

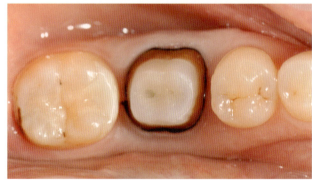

歯冠長延長手術を行ない、十分なデンティンフェルールを確保する。歯肉に見られるタトゥーも、付着歯肉を喪失しない範囲で、できる限り除去しておく。治癒後、7番のレジン充填、6番の直接法レジンコア処置を行う。

- 長軸方向の確認
- 軸面、咬合面形成
- デンティンフェルールの確保
- 天然歯の咬合面形態

| 削除量のチェック | CAD／CAM レジンクラウンのセット |

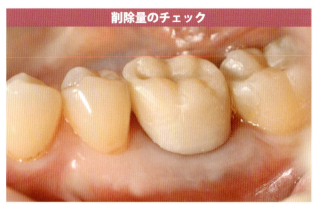

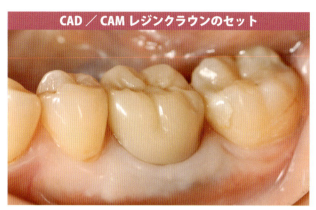

CAD/CAM レジンクラウンセット時。干渉を起こさない適正な咬合面形態、適正な豊隆を持った軸面、エマージェンスプロファイルも正しく付与されているのが観察できる。プロビジョナルクラウンとほぼ同形であることがわかる。

| 外側からのアプローチ |
| マテリアル別の削除量のチェック |

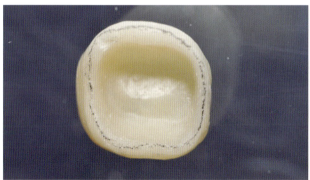

プロビジョナルクラウンの厚みを測り、CAD/CAM クラウンに必要な厚みをチェックする。

| フィニッシュライン部の形成深さ（幅）と位置の設定 |
| ラインアングルは丸める |
| 外側からのアプローチ |
| 削除量の基準 |

【参考文献】

1) Dempster WT, Adams WJ, Duddles RA. Arrangement in the jaws of the roots of the tooth. J Am Dent Assoc. 1963; 67; 789-793.
2) Kraus BS, Jordan RE, Abrams L. A Study of the masticatory system dental anatomy and occlusion. Williams and Wilkins,1969; 223-228.
3) Dawson PE ; Functional occlusion from TMJ to smile design. CV Mosby,2007; 185,204,210,200-201.
4) 上條雍彦. 日本人永久歯解剖学. アナトーム社, 1962.
5) 織田正豊, 赤井三千男, 三好作一郎, 東義景. 歯牙解剖 歯型彫刻. クインテッセンス出版, 1986.
6) 高橋和人, 野坂洋一郎, 古田美子, 若月英三. 図説 歯の解剖学. 医歯薬出版, 1986.
7) 赤井三千男 編. 歯の解剖学入門. 医歯薬出版, 1990
8) 三好作一郎 編著. 簡明 歯の解剖学. 医歯薬出版, 1996
9) Stein RS, Kuwata M. A dentist and a dental technologist analyze current ceramo-metalprocedures. Dent Clin North Am. 1977; 21(4): 729-749.
10) Kaz G, Kuwata M. Gold. Understructures for porcelain restorations. Thermocraft Tec Bulletin.1964; 1(5).
11) 桑田正博. 金属焼き付けポーセレンの理論と実際. 医歯薬出版, 1977. 20-21,115-123
12) 桑田正博. カラーアトラス セラモメタルテクノロジー1. 医歯薬出版, 1982. 45-62.
13) Dawson PE ; Functional occlusion from TMJ to smile design. CV Mosby,2007; 164-168,204,210,200-201.
14) Goodacre CJ, Campagni WV, Aquilino SA. Tooth preparations for complete crowns: an art form based on scientific principles. J Prosthet Dent. 2001; 85: 363-376.
15) Goodacre CJ. Designing tooth preparations for optimal success. Dent Clin N Am 48 2004;359-385.
16) Rosenstiel SF, Land MF, Fujimoto J. Contemporary fixed prosthodontics. 4th ed.Mosby. 2006
17) Shillingburg HT, Hobo S, Whitsett LD, Jacobi R, Brackett SE. Fundamentals of fixed prosthodontics. 3rd ed. Quintessence, 1997; 120,139-142, 151-152.
18) 西川義昌, 桑田正博 編著, 歯界展望別冊 /Tooth preparation. 医歯薬出版. 201314-15, 26-40,44-49.
19) 西川義昌, 桑田正博 編著, The Basic Planes for Tooth Preparation, 支台歯形成の面基準. クインテッセンス出版. 2016 20-22.
20) Jorgensen KD. The relationship between retention and convergence angle in cemented veneer crowns. Acta Odontol Scand. 1955; 13(1): 35-40.
21) el-Ebrashi MK, Craig RG, Peyton FA. Experimental stress analysis of dental restorations. IV .The concept of parallelism of axial walls. J Prosthet Dent. 1969; 22(3): 346-353.
22) Dodge WW, Weed RM, Baez RJ, Buchanan RL. The effect of convergence angle on retention and resistance form. Quintessence Int. 1985; 16(3): 191-194.
23) Parker MH. Resistance form in tooth preparation. Dent Clin North Am. 2004; 48(2): 387-396.
24) Proussaefs P, Campagni W, Bernal G, Goodacre C, Kim J. The effectiveness of auxiliary features on a tooth preparation with inadequate resistance form. J Prosthet Dent. 2004; 91(1):33-41
25) 清水太加志, 長田貴幸, 藤島昭宏, 割田研司, 胡書海, 川和忠治. 補助的保持形態である咬合面孔が歯冠補綴物の保持力に及ぼす影響. 歯科材料・器械. 2004;23(4):306-312.
26) Gargiulo AW, Wentz FM, Orban B. Dimensions and relations of the dentogingival junction in humans. J Periodontal. 1961; 32: 261-267.
27) Vacek JS, Gher ME, Assad DA, Richardson AC, Giambarresi LI.The dimensions of the human dentogingival junction. Int J Periodontics Restorative Dent. 1994; 14(2): 154-165.
28) Padbury A Jr, Eber R, Wang HL. Interactions between the gingiva and the margin of restorations. J Clin Periodontol. 2003; 30(5): 379-385.
29) van der Velden U. Regeneration of the interdental soft tissue following denudation procedures. J Clin Periodontol. 1982; 9(6):455-459.
30) Block PL. Restorative margins and periodontal health; a new look at an old perspective. J Prosthet Dent. 1987; 57(6):683-689.
31) Ingber JS, Rose LF, Coslet JG. The " biologic width " - a concept in periodontics and restorative dentistry. Alpha Omegan. 1977; 70(3): 62-65.
32) Nevins M, Skurow HM. The intracrevicular restorative margin, the biologic width, and the maintenance of the gingival margin. Int J Periodontics Restorative Dent. 1984; 4(3): 30-49.
33)　Masahiro Kuwata. In personal communications.
34)　Kim R L. In personal communications.

Profile

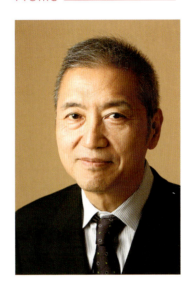

西川義昌（にしかわよしあき）

鹿児島県・すみよし歯科
・NMG 代表
・熊本 SJCD 顧問

『Biological Crown Contour 生体に調和する歯冠形態』（医歯薬出版）、
『Single Crown Provisional Restorations 天然歯形態の観察から始まる修復治療』（同）、
『Tooth Preparation』（同）、
『コンポジットレジン充填テクニック』（クインテッセンス出版）、
『The Basic Planes for Tooth Preparation』（同）
など執筆・講演多数

Clinical Tooth Preparation
VISUAL 支台歯形成ー臼歯部編ー

2018 年 11 月 25 日　第 1 版第 1 刷発行
2021 年 12 月 20 日　第 1 版第 2 刷発行

著	西川 義昌（にしかわ よしあき）
発行人	畑 めぐみ
装丁・本文デザイン	野辺隆一郎
発行所	インターアクション株式会社
	東京都武蔵野市境南町 2-13-1-202
	電話　070-6563-4151
	FAX　042-290-2927
	web　http://interaction.jp
印刷・製本	シナノ印刷株式会社

Ⓒ 2018　インターアクション株式会社　　　禁無断転載・複写
Printed in Japan　　　　　　　　　　　　　落丁本・乱調本はお取り替えします
ISBN 978-4-909066-12-1 C3047
定価は表紙に表示しています